I0000775

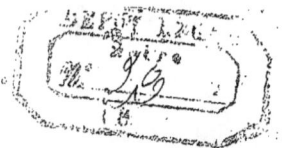

SERVEL A.Z.G.

M. 48

ACTION MEURTRIÈRE

DES

POUSSIÈRES CHARBONNEUSES

PENDANT ET APRÈS

L'EXPLOSION DU GRISOU

PAR M. LE DOCTEUR SERVEL

Ancien Préparateur et Chef du Laboratoire d'anatomie pathologique et d'histologie
de la Faculté de Médecine de Montpellier

Prix de Thèse (Montpellier 1876)

CHEVALIER DE LA LÉGION D'HONNEUR

SAINT-ETIENNE
Imprimerie et lithographie J. PICHON, 13, rue de la Croix, 13
1889

138
d

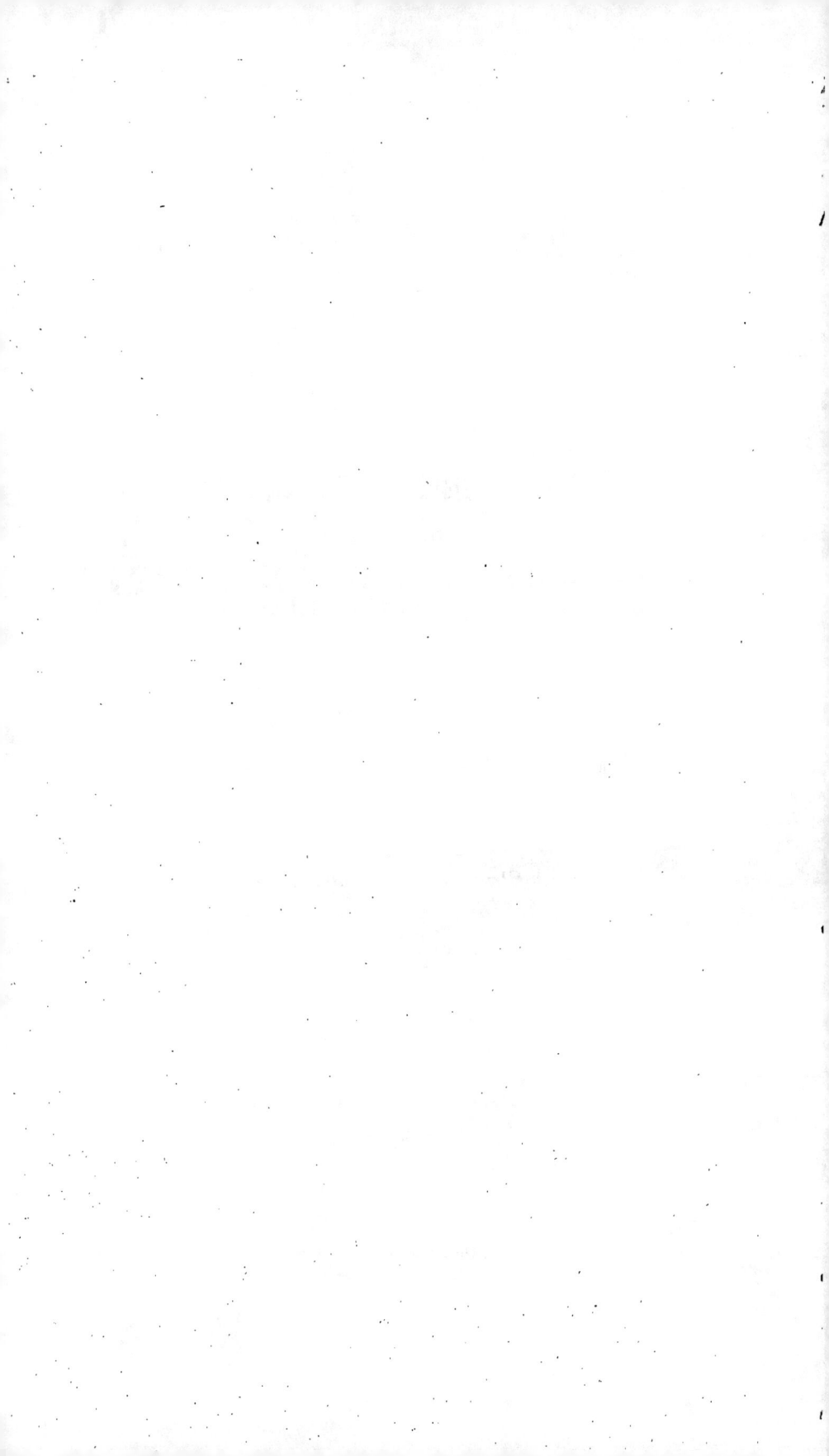

ACTION MEURTRIÈRE

DES

POUSSIÈRES CHARBONNEUSES

PENDANT ET APRÈS

L'EXPLOSION DU GRISOU

PAR M. LE DOCTEUR SERVEL

Ancien Préparateur et Chef du Laboratoire d'anatomie pathologique et d'histologie
de la Faculté de Médecine de Montpellier

Prix de Thèse (Montpellier 1876)

CHEVALIER DE LA LÉGION D'HONNEUR

———~~~~~~———

SAINT-ETIENNE
Imprimerie et lithographie J. Pichon, 13, rue de la Croix, 13
1889

ACTION MEURTRIÈRE

DES

POUSSIÈRES CHARBONNEUSES

Pendant et après l'Explosion du Grisou

MESSIEURS,

J'ai lu avec un grand intérêt, dans la *Loire Médicale* du 15 mars dernier, le mémoire attrayant de notre distingué confrère M. le docteur Reynaud.

Je désirerais cependant lui adresser une critique, si vous vouliez bien me le permettre.

Dans ce mémoire intitulé : « Sur le rôle de la décompression brusque dans les accidents nerveux consécutifs aux explosions du grisou, » M. le docteur Reynaud parle, à mon avis, trop légèrement des brûlures internes accusées par les mineurs, considérant, en quelque sorte, leurs sensations douloureuses comme un simple préjugé.

Or, je viens vous demander, Messieurs, s'il existe des preuves condamnant l'opinion ancienne ?

Pour ma part, je suis d'un avis bien différent, et j'espère, notamment, vous représenter les deux autopsies que nous devons aux recherches de M. le docteur Riembault, comme une image réflétant bien la vive douleur ressentie, dans l'arbre aérien et dans le pharynx, par ceux qui ont aspiré ou *avalé le feu*.

J'ai pu d'ailleurs dans la seconde autopsie, grâce à l'obligeance de M. le docteur Riembault, dont j'étais alors le collègue aux Houillères de Saint-Etienne, pratiquer l'examen histologique des bronches et, quoique mon opinion n'ait pas une valeur absolue, cet examen pourra peut-être servir à élucider la question.

Mais, permettez-moi, Messieurs, avant de vous lire ces deux autopsies, et pour nous préparer à leur interprétation, d'attirer votre attention sur les matières spéciales entraînées par l'explosion du grisou, et dont il n'est fait mention aucune part que je sache.

Je veux parler des poussières charbonneuses très légères qui sont répandues dans les mines.

Or, ces poussières, Messieurs, sont volatisables sous l'influence de la température du grisou, et il me paraît logique d'admettre que les vapeurs goudronneuses qui en sont la conséquence, doivent se condenser sur les parois humides du tube aérien et du pharynx, en dégageant la chaleur acquise, c'est-à-dire en produisant le phénomène de la brûlure.

Mais il ne saurait en être ainsi pour le grisou seul; il ne peut en effet adhérer aux parois à cause du mucus qui les recouvre; de plus sa température est transformée, au contact de l'humidité, en un effet de vaporisation qui réduit son volume et diminue son pouvoir rayonnant; et, enfin, il est rejeté par action réflexe, tandis que le goudron peut adhérer et rester en grande partie.

On devrait donc, à mon avis, si l'on reproduisait les expériences du grisou, *réalisées en vain*, sur les animaux, par M. le docteur Riembault, ajouter au gaz d'éclairage les poussières des mines.

Tels sont, Messieurs, les phénomènes physiques dont je désirais vous dire un mot, afin de vous démontrer, tout au moins, la possibilité d'une brûlure dans les voies pulmonaires et digestives.

Nous allons examiner maintenant les deux autopsies acquises à la science par M. le docteur Riembault; puis, avant de terminer, je vous rappellerai le phénomène physiologique de l'inhibition centripète, afin d'expliquer la mort inopinée des victimes du grisou.

PREMIÈRE AUTOPSIE.

« A l'autopsie on constate ce qui suit:

« La partie antérieure et postérieure du pharynx est « brune et sèche, rien au larynx, rien à la trachée, mais « la muqueuse des bronches est rouge lie de vin, celle des « moyennes et des petites paraît ramollie, en bouillie. »

Quelle interprétation donner à cette autopsie ?

La première impression n'est-elle pas que la victime a inhalé le feu et l'a avalé en même temps, par action réflexe de suffocation ?

Mais, après réflexion, on se demande pourquoi la bouche est saine, puisque, d'après l'observation clinique, le malade mangeait comme à l'ordinaire, tandis que la partie antérieure et postérieure du pharynx est brune et sèche.

On se demande encore pourquoi, dans les voies aériennes, le larynx ne présente rien ainsi que la trachée, tandis que la muqueuse des bronches est rouge lie de vin, et que celle des moyennes et des petites paraît ramollie, en bouillie.

C'est là évidemment le nœud gordien de la question et il paraît à première vue difficile à trancher.

On ne peut admettre, en effet, que le grisou ait respecté certaines parties dans son trajet, pour en atteindre d'autres situées plus profondément et on conclut, faute d'explication, à l'absence de brûlures. Pourtant, si l'on réfléchit aux phénomènes physiques que j'ai exposés tout à l'heure, et qui ne pourraient donner matière à contestation, on doit comprendre, sans effort, que l'inflammation n'a pu se produire que dans les points où les vapeurs goudronneuses se sont condensées normalement, et non à leur entrée dans le tube aérien.

D'ailleurs les malades accusent une odeur de soufre ou de *mauvais goût,* et on connait le pouvoir absorbant du goudron pour l'hydrogène sulfuré. *(Schiling;* traité de la fabrication du gaz).

Telles sont, Messieurs, les conclusions que j'ai l'honneur de vous présenter pour la première autopsie.

Vous verrez bientôt qu'elles doivent être les mêmes pour la seconde autopsie, que je vais vous lire.

DEUXIÈME AUTOPSIE.

« On ne peut examiner ni la bouche, ni les fosses nasales, « ni le pharynx. Rien au larynx, trachée un peu rouge « seulement vers la bifurcation, la muqueuse des bronches « est rouge lie de vin, et paraît dans les petites et moyennes « détruite, réduite en bouillie. Nulle trace de rupture des « poumons.

« Le microscope prouva qu'il n'y avait pas d'inflammation « des poumons. »

Cette autopsie, comme vous l'avez remarqué sans doute, Messieurs, nous montre encore la partie supérieure de l'arbre aérien dans un état d'intégrité complet, tandis que les parties inférieures sont rouges lie de vin, détruites, réduites en bouillie; c'est-à-dire enflammées.

Pourtant M. le docteur Riembault ajoute:

« Le microscope prouva qu'il n'y avait pas d'inflammation
« des poumons. »

Mais, Messieurs, vous n'ignorez pas qu'il existe plusieurs
phases dans l'inflammation, et vous savez que la congestion
précède la diapédèse.

L'histologiste auquel M. le docteur Riembault a confié
l'examen du poumon, n'a pas rencontré de néoplasies
inflammatoires.

Mais si la brûlure est superficielle et ne date que de
quelques heures, comme dans le cas présent, peut-elle
donner des signes d'inflammation faciles à apprécier au
microscope ? Peut-on rencontrer des cellules de migration?
Cohnheim n'a-t-il pas démontré la nécessité de l'inflammation des parois des vaisseaux pour la production de la
diapédèse? (Archives de physiologie, novembre 1373:
nouvelles recherches sur l'inflammation, par Cohnheim, p.
748).

J'ai recherché naturellement, moi aussi, les cellules de
nouvelle formation, dans mes préparations, et leur absence
m'a conduit tout d'abord à rejeter l'idée de brûlures internes.

Depuis, j'ai pensé que la muqueuse des bronches n'était
pas exempte de brûlure, non-seulement à cause de l'examen
macroscopique, très favorable à cette idée, comme vous
venez de le voir; mais parce que je n'ai pu retrouver l'épi-
thélium des bronches dans aucune de mes préparations, et
j'ai pensé que c'était là, comme ailleurs, un signe de brûlure
superficielle.

Telles sont les observations personnelles que j'avais à
vous présenter.

Maintenant, permettez-moi, Messieurs, de vous demander
s'il faut, dans votre esprit, une lésion bien profonde des
bronches pour entrainer la mort?

Or, je vous l'ai déjà indiqué précédemment, la mort

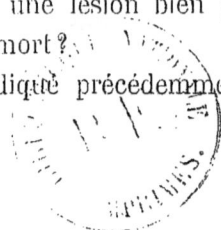

inopinée des victimes doit être attribuée à une excitation des terminaisons nerveuses du pneumogastrique, capable de déterminer l'inhibition centripète.

Et vous le savez, Messieurs, il suffit dans certains cas, de l'excitation produite par les premières inhalations du chloroforme, pour produire le phénomène inhibitoire et déterminer la mort par arrêt de la respiration.

J'espère donc, Messieurs, qu'il vous paraîtra naturel de revenir à l'ancienne opinion des brûlures internes, puisque l'asphyxie par inhibition peut succéder à une brûlure superficielle des bronches.

Quant à la mort imprévue survenue chez les mineurs guéris en apparence, (ce qui est encore une difficulté de la question), il est facile de l'expliquer; car vous savez, Messieurs, que la réalisation du processus inflammatoire n'est pas immédiate dans les brûlures superficielles, et il est naturel que la lésion trophique précède la lésion sensitive; la lésion nutritive, dans ce cas, est un gonflement inflammatoire aigu, qui, probablement, détermine la compression intense des *cylinder axis* terminaux du nerf vague.

En d'autres termes, il faut, pour déterminer la mort, dans les accidents qui nous occupent, que l'inflammation de la muqueuse ait atteint un degré d'acuité correspondant à l'impressionnabilité d'arrêt du pneumogastrique; alors l'asphyxie survient, succédant à une sorte d'état latent qui a duré plusieurs heures et quelquefois plusieurs jours.

CONCLUSIONS.

Si vous avez bien voulu, Messieurs, accorder quelque intérêt aux faits que je viens de vous présenter, vous aurez remarqué, sans doute, leur concordance facile.

Il vous paraîtra naturel, je pense, de reconnaître avec moi, la nocivité des poussières charbonneuses pendant l'explosion du grisou.

Et vous comprendrez, de même, leur action meurtrière, après l'explosion, puisque les poussières charbonneuses incandescentes doivent décomposer la vapeur d'eau qui résulte de la déflagration du grisou et produire abondamment par ce fait, le gaz oxyde de carbone : c'est-à-dire, *un volume d'oxyde de carbone et un volume d'hydrogène pour un volume de vapeur d'eau.*

Je viens de lire dans le journal de médecine et de chirurgie pratiques, que M. le docteur Riembault a démontré, devant l'Académie de Médecine, l'intoxication par l'oxyde de carbone des ouvriers mineurs qui séjournent dans les galeries après l'explosion du grisou.

Je vous demanderais donc, Messieurs, l'appui de votre légitime influence pour réclamer l'arrosage des poussières charbonneuses puisqu'elles produisent, à elles seules, tous les accidents que nous observons chez les victimes du grisou.

*Remarques et réflexions pour démontrer que l'explosion
du grisou ne peut engendrer par elle-même l'oxyde de carbone.*

OXYDE DE CARBONE AVANT L'EXPLOSION.

Les analyses du grisou montrent que la quantité d'oxyde
de carbone qu'il contient est en proportion variable, suivant
les mines ; mais cette quantité est incapable de compromettre
la vie des mineurs, même dans les circonstances les plus
défavorables.

S'il n'en était pas ainsi, la lampe de Davy deviendrait
inutile ; elle donnerait l'alarme à des mourants, si la mort
n'était déjà survenue.

OXYDE DE CARBONE APRÈS L'EXPLOSION.

A ce moment, tout l'oxyde de carbone du grisou a disparu,
donnant naissance, pendant la conflagration à de l'acide
carbonique, par sa combinaison facile avec un seul équivalent
d'oxygène.

Les autres gaz du grisou, c'est-à-dire, l'hydrogène proto-
carboné et bi-carboné, produisent aussi, pendant l'explosion,
de l'acide carbonique et de la vapeur d'eau, et ils ne peuvent
engendrer l'oxyde de carbone, non-seulement à cause de leur
affinité pour l'oxygène, quand ils acquièrent une haute température, mais en raison *de la loi chimique des proportions
définies.*

S'il n'en était pas ainsi, les moteurs à gaz qui doivent leur
action à des explosions successives, seraient des foyers d'intoxication par l'oxyde de carbone.

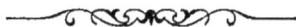

PROCÉDÉ PRATIQUE

POUR LA SUPPRESSION

DES

POUSSIÈRES CHARBONNEUSES

Véritables Causes de la Mort

DANS

LES EXPLOSIONS DE GRISOU

Par M. le Docteur SERVEL

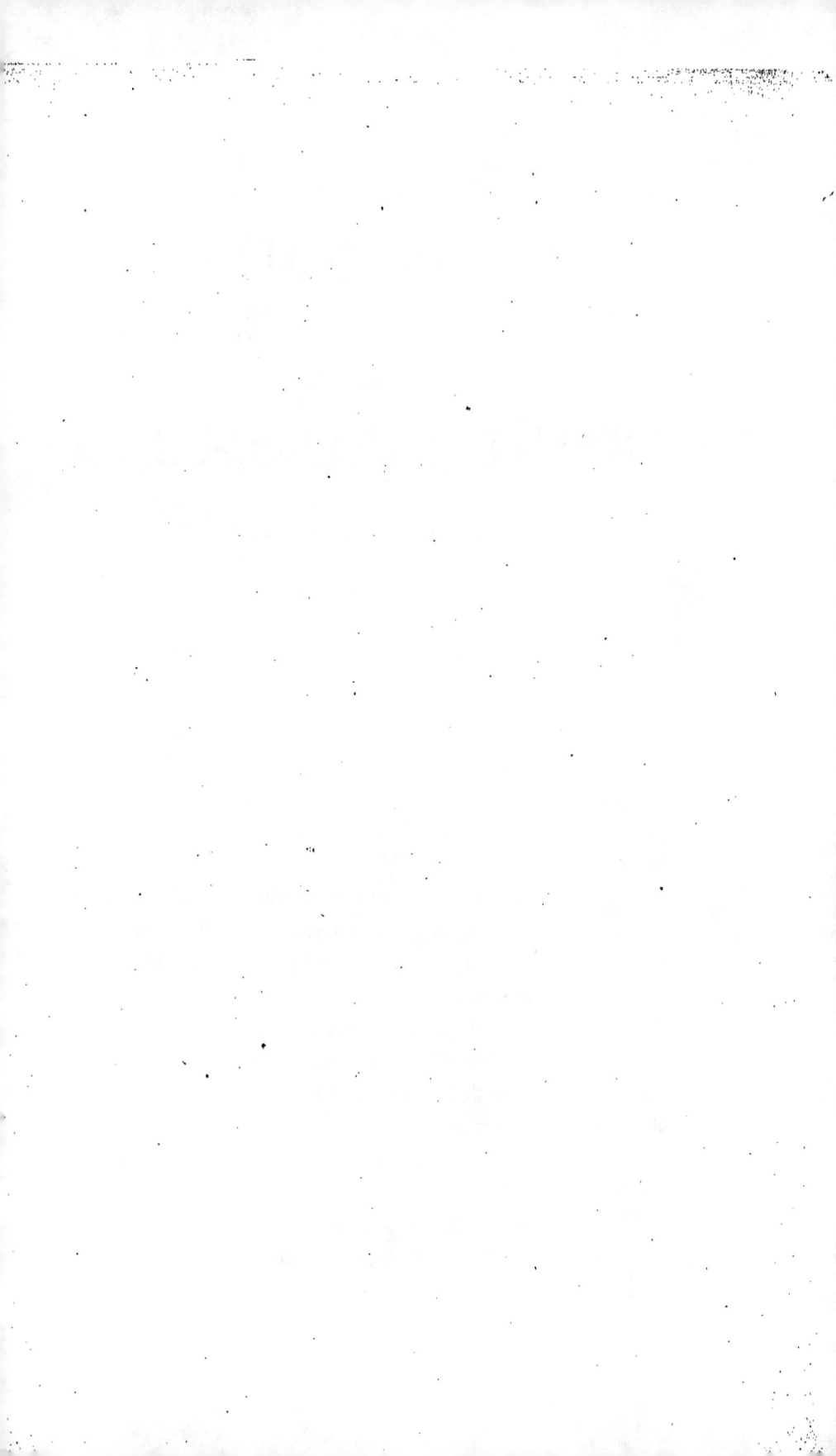

PROCÉDÉ PRATIQUE
POUR LA SUPPRESSION
DES
POUSSIÈRES CHARBONNEUSES

MESSIEURS,

J'ai l'honneur de solliciter de votre bienveillance l'autorisation de joindre, à l'étude des causes de la mort dans les explosions de grisou, l'indication d'un moyen pratique de supprimer les poussières charbonneuses dont j'ai démontré l'action meurtrière.

Le travail que j'ai eu l'honneur de vous présenter (ACTION MEURTRIÈRE DES POUSSIÈRES CHARBONNEUSES PENDANT ET APRÈS L'EXPOSION DU GRISOU, contient, il est vrai, la recommandation de l'arrosage des poussières.

Mais pour obtenir l'arrosage pratique des houillères, c'est-à-dire un arrosage qui n'entrave en rien l'exploitation, il est indispensable que l'effet utile produit ait une durée de plusieurs jours au moins.

Or, ce problème difficile peut être résolu par l'arrosage des poussières charbonneuses avec UNE SOLUTION CONCENTRÉE DE SEL COMMUN NON ÉGRUGÉ ET RICHE EN SELS MAGNÉSIENS.

Le prix de ce sel, utilisé déjà pour la fonte des neiges, ne dépasse pas trente francs les mille kilogrammes.

Et il est facile de prévoir sa double action utile après l'arrosage, car non-seulement l'humidité du sol et des parois devra persister un temps donné, en vertu des qualités hydrométriques des sels magnésiens contenus dans la solution ; mais encore, après le retour à la sécheresse, les poussières impalpables et légères des mines seront inoffensives, fixées qu'elles seront par une sorte d'*Agglomérat* engendré par la cristallisation du chlorure de sodium.

NOTA. Si dans certains points des mines (travaux de taille) une solution saline présentait quelque léger inconvénient pour la houille extraite, il serait facile de la remplacer par une solution de *glycérine* brute qui, plus onéreuse, il est vrai, préviendrait par contre, presque indéfiniment, le retour à la dessication complète, SANS NUIRE A LA QUALITÉ DU CHARBON.

On pourrait encore dans ces mêmes points, employer le pulvivore électrique, que préconise M. Raoul Lucet, dans le XIXme Siècle, pulvivore utilisé déjà dans les cheminées d'usines pour supprimer la fumée.

Ce travail a été brillamment corroboré par M. Raoul Lucet, dans une tablette du Progrès, publiée par le XIXme Siècle, le 15 novembre 1887.

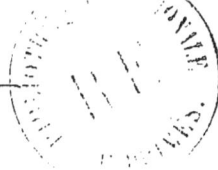

St-Etienne, imprimerie et lithographie J. PICHON père, rue de la Croix 13.

79

www.ingramcontent.com/pod-product-compliance
Lightning Source LLC
Chambersburg PA
CBHW070807220326
41520CB00053B/5526